RECHERCHES

SUR LES

TUMEURS ÉPITHÉLIALES

PAR

M. JABOULAY

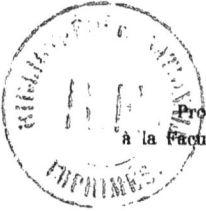

Professeur de Clinique Chirurgicale
à la Faculté de Médecine de l'Université de Lyon

Avec 30 figures dans le texte.

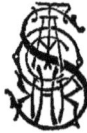

LYON

A. STORCK & Cᵉ, IMPRIMEURS-ÉDITEURS

PARIS, 16, Rue de Condé, près l'Odéon

—

1904

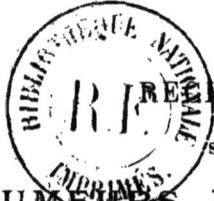

RECHERCHES

SUR LES

TUMEURS ÉPITHÉLIALES

RECHERCHES

SUR LES

TUMEURS ÉPITHÉLIALES

PAR

M. JABOULAY

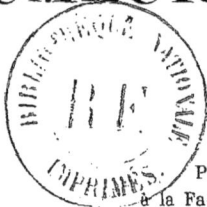

Professeur de Clinique Chirurgicale
à la Faculté de Médecine de l'Université de Lyon

Avec 30 figures dans le texte.

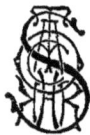

LYON

A. STORCK & Cⁱᵉ, IMPRIMEURS-ÉDITEURS

PARIS, 16, Rue de Condé, près l'Odéon

—

1904

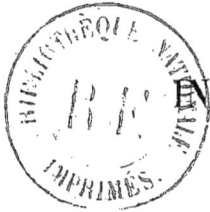

INTRODUCTION

« Il doit y avoir dans le cancer quelque élément général, un élément unique ou varié, qui doit exister dans toutes les productions cancéreuses. Avec les apparences d'une famille à formes, à variétés nombreuses, le cancer n'en a pas moins une marche, une évolution, des phases si tranchées, une manière d'être si spéciale qu'on ne s'en rendra point compte sans la supposition d'un élément particulier, et à moins d'avoir trouvé cet élément, l'anatomie pathologique ne sera point en mesure d'en proposer une bonne classification, une meilleure dénomination. Dire, avec Robin, qu'une hypergenèse des cellules épithéliales dans quelques culs-de-sac glandulaires, que des cellules embryonnaires accumulées dans quelques acini et dénaturées, en devenant malades, vont former un cancer, ne satisfera jamais l'esprit d'un chirurgien réfléchi, désireux de connaître le fond des choses en fait d'objets pareils ; admettre que cette accumulation constitue les hypertrophies partielles serait moins étrange et servirait volontiers de lien entre cette classe de tumeurs et les adénoïdes, mais on n'y trouvera point la clef de la malignité, de la spécificité des cancers. C'est donc avec une matière nouvelle, avec un corps hétéromorphe que l'anatomie fine serait utile au clinicien.

« Les éléments que le microscope a fait connaître jusqu'ici,
ont permis de divulguer, mettent à même de mieux comprendre la forme, la densité, les caractères physiques des
tumeurs, d'en mieux préciser la structure intime ; mais on
aurait tort de leur demander quelque autre chose quant à
présent.

« En quoi les grandes cellules cancéreuses qui ne seraient
après tout, selon M. Gubler, que des cellules épithéliales
altérées, amplifiées, en quoi les cellules des cartilages, les
cellules fibro-plastiques, etc., qui ne sont que des éléments, déformés ou déviés, de l'organisme normal ou de
l'état embryonnaire, peuvent-ils rendre compte de la qua-
lité infectante du cancer ? L'esprit s'explique-t-il par leur
présence pourquoi le cancer ronge et détruit les tissus,
envahit de proche en proche par continuité ou à distance
et fatalement les organes, résiste à tout, pullule et repul-
lule, quoi qu'on fasse, une fois qu'il est installé dans
l'organisme ? Une maladie à caractères si distincts, si
étrangers aux lois naturelles des êtres vivants, d'une
malignité si incontestable ne peut pas avoir uniquement
pour principe, pour élément spécifique, des cellules, des
noyaux ou des plaques aussi répandus, des éléments de
nature aussi essentiellement bénigne que le sont les cellules fibro-plastiques, chondroïdes, myéloïdes, épithéliales, etc. Tout dans le cancer dénote un élément parasite,
hétéromorphe, rien par conséquent de naturel, d'embryonnaire, d'homœomorphe ne permettra de le comprendre, de
s'en faire une idée claire, d'arriver au vrai, de recourir
avec confiance au témoignage du microscope, afin de for-
muler nettement son diagnostic, tant qu'un élément particulier n'aura pas été constaté dans le cancer. »

(Velpeau : *Traité des maladies du sein*, 2ᵉ édition,
1858, p. LII et LIII, Introduction.)

Ces paroles méritaient d'être placées ici, comme à l'exergue. Après une cinquantaine d'années de recherches diverses, elles sont encore d'actualité, et résument la question, aujourd'hui comme autrefois, d'une façon parfaite. Ce même raisonnement, je le tiens depuis longtemps, étant convaincu, par la marche des tumeurs, de leur infectiosité. Il y a bien eu de nombreux travaux favorables à la doctrine parasitaire, mais ils ont été déclarés sans valeur, et l'origine extérieure, sans fondement. Aussi, là théorie cellulaire fait sa réapparition, et le cancer naît à nouveau par une sorte de génération spontanée, par l'anarchie de cellules qui, sans raison, dévient de leur route et de leur destinée. Les objections de Velpeau à Robin doivent être adressées aux anatomo-pathologistes, à ceux qui ne craignent pas de penser : nous n'avons pas vu les parasites des tumeurs, donc ils n'existent pas, et d'imposer comme limites aux phénomènes et aux choses la limite même de leurs investigations. Il est temps de revenir aux idées de l'infection externe si conformes à l'observation clinique, et de soutenir cette vérité : aux protozoaires reviennent les néoformations.

Nous ferons voir que, pour les tumeurs épithéliales, la cellule, loin de montrer une activité propre, indépendante, est purement passive, au contact de germes qui se servent d'elle pour leur développement, occasionnant sa prolifération, en proportion directe de leur nombre et de leur pouvoir prolifique.

A la surface des revêtements cellulaires des tumeurs bénignes, ces parasites sont confondus avec les produits d'excrétion et les déchets épithéliaux ; au milieu des bourgeons des néoplasies malignes, on les prend pour les cellules elles-mêmes, à la forme desquelles d'ailleurs il est curieux de les voir s'adapter.

J'ai utilisé pour cette démonstration : 1° des préparations de tumeurs humaines enlevées à mes malades,
préparations quelconques, mais non point faites en vue
d'une démonstration, dans lesquelles rien de spécial n'avait
été vu avant mon examen ; et dont j'avais confié le soin
à un adversaire du parasitisme, M. le Dr G. Gayet, chef
des travaux de mon laboratoire ;

2° Des coupes de psorospermie du foie du lapin, dues à
M. Ball, chef des travaux à l'École vétérinaire de Lyon,
qui doivent servir de point de départ à cette étude, à
cause du volume et du nombre des parasites.

J'ai fait reproduire par la microphotographie quelques-
unes de ces préparations. La photographie réunit plusieurs avantages : 1° elle met sous les yeux les sujets
en discussion, les pièces elles-mêmes, avec une exacti-
tude dont sont incapables les dessins les mieux réussis ;
et offre la possibilité de les interpréter à loisir, sans
longues descriptions, sans recherches difficiles, sans péni-
bles poursuites ; 2° elle facilite la venue, par un temps de
pose prolongé, parfois pendant quarante-huit heures, de
détails dont la finesse échappe souvent sous le microscope,
malgré la patience et la minutie des investigations ; 3° elle
permet le développement indéfini des préparations,
des clichés, des photographies elles-mêmes, et par ces
agrandissements l'étude de particularités vagues sous
l'objectif.

Ainsi font les astronomes qui ne négligent pas, à côté
de l'observation directe du ciel, son observation indirecte
au moyen de photographies qui peuvent être de plus en
plus amplifiées. Le monde des infiniment grands a
dû à cette méthode de dévoiler quelques-uns de ses
secrets, il en sera de même pour celui des infiniment
petits. C'est à elle qu'il faut demander les éclaircissements

définitifs sur les tumeurs comme sur les infections dont l'agent pathogène reste inconnu.

Ce travail contient aussi des recherches sur le mode de formation des tumeurs bénignes et la production de tumeurs malignes, sur certains produits fabriqués par les cancéreux et leurs néoplasmes, enfin sur quelques résultats du traitement général antiparasitaire.

Lyon, le 20 février 1904.

CHAPITRE PREMIER

Notions préliminaires.

L'examen de quelques protozoaires, parasites de l'homme et d'autres vertébrés, m'a conduit à des considérations intéressantes relativement à leur manière d'être.

1° Ainsi, la comparaison de l'hématozoaire chez l'homme, l'oiseau ou les sauriens montre une différence morphologique évidente entre ces parasites du globule rouge. Il suffit de jeter les yeux sur les figures ci-jointes pour s'en convaincre. Celui de l'homme est petit, généralement arrondi et moulé dans sa forme générale sur la forme même de l'hématie (*fig. 1*). Celui des oiseaux a une configuration et même une constitution différente : il est long, volumineux et possède un gros noyau au moins dans sa phase adulte (*fig. 2*); on remarquera que le globule rouge de l'oiseau est gros, elliptique et à noyau. Enfin, l'hémogrégarine du platydactyle, dont les hématies sont aussi elliptiques et nucléées, est allongée, énorme et nucléée (*fig. 3*).

Par la comparaison de ces parasites de même famille, et de la forme qu'ils prennent dans des tissus différents, on arrive à croire que le protozoaire veuille ressembler à

Fig. 1. — Hématozoaire de Laveran, *chez l'homme.*
(D'après les microphotographies de C. Rees, *The Practitioner,* mars 1901.)

1. Amibe de 20 heures.
2. Amibe non pigmentée de 6 heures.

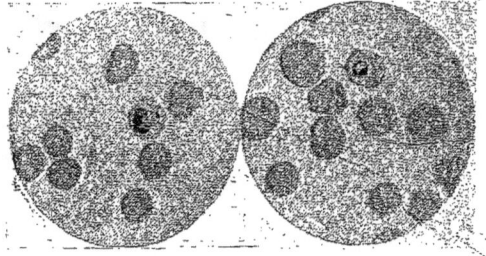

3. Amibe de 36 heures.
4. Amibe de 20 heures. Double parasite.

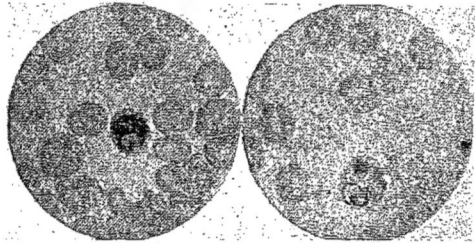

5. Sporocyste.
6. Éclatement du sporocyste. Libération des spores.

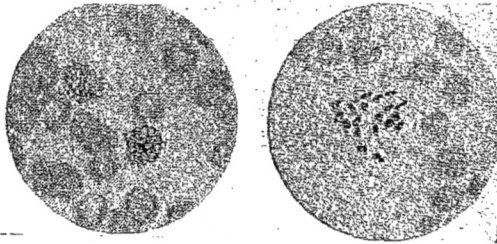

7. Gamétocyste.

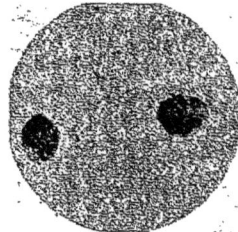

Fig. 1 (suite). — Hématozoaire de Laveran, *chez l'homme.*
(D'après les microphotographies de C. Rees, *The Practitioner*, mars 1901.)

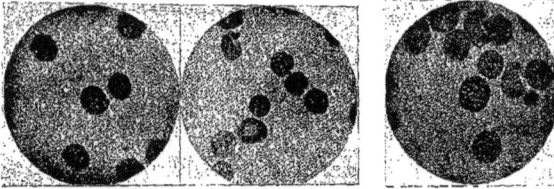

8

9

10

8. Jeune amibe entrant dans le globule.
9. Jeune amibe.
10. Quatre amibes dans un globule.

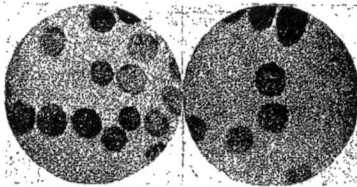

11

12

11, 12. Amibes développées.

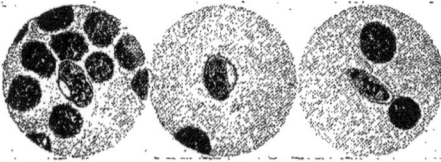

13

14

15

13. Microgamétocyste montrant les masses chromatiques.
14. Macrogamétocyste.
15. Microgamétocyste.

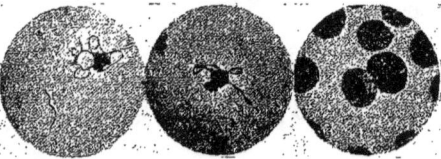

16

17

18

16. Microgamète (flagelle libre).
17. Microgamète montrant des flagelles.
18. Macrogamétocyste avec sphère sans flagelles.

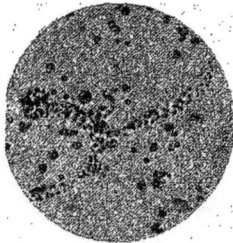

19

19. Coupe du cerveau montrant des capillaires remplis de parasites.

la cellule qui le nourrit, et, si l'on n'était prévenu, on les
confondrait facilement ou bien on croirait qu'ils sont de
la même famille (hôtes et parasites), ayant une certaine
parenté. C'est là du pur mimétisme. D'ailleurs la ressem-
blance morphologique avec la cellule semble nécessaire
au protozoaire pour arriver à y vivre sans difficulté.

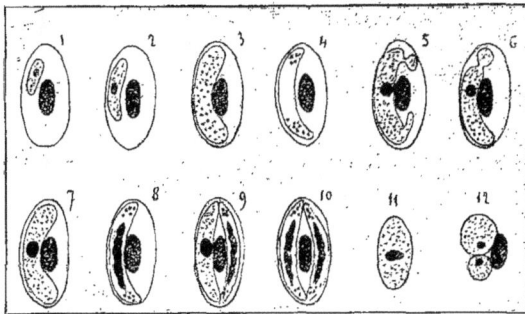

Fig. 2. — 1, 2. Formes jeunes, endoglobulaires de *Laverania Danilewsky*
(pigeon). — 3. Élément femelle endoglobulaire. — 4. Élément mâle endoglobulaire. Les éléments 3 et 4 ont été dessinés dans le sang frais, les noyaux
ne sont pas visibles. — 5, 6. Éléments femelles endoglobulaires montrant des
prolongements amiboïdes ou des étranglements, noyaux colorés. — 7. Élément
femelle endoglobulaire. — 8. Élément mâle endoglobulaire. — 9. Hématie qui
contient un élément femelle et un élément mâle. — 10. Hématie qui contient
deux éléments mâles. — 11. Élément femelle devenu libre. — 12. Deux éléments provenant de la division d'un élément femelle ; à côté on voit le noyau
de l'hématie qui contenait le parasite (Gr. 1.200 D environ).
Laveran, *Soc. de Biologie*, 1899.

Nous aurons à refaire cette vérification à propos des
parasites des tumeurs épithéliales.

Mais dès à présent, et en nous en tenant aux seuls héma-
tozoaires des trois espèces citées plus haut, nous pouvons
dire qu'il n'y a pas plus de différence entre chacun d'eux
qu'il n'y en a entre les globules rouges de l'homme, des
oiseaux ou des sauriens, et qu'elle est proportionnelle à
celle de l'hématie.

Indépendamment de la forme, le volume du parasite

est d'autant moindre qu'il s'agit de parasites vivant dans les cellules d'espèces plus élevées, ces cellules étant

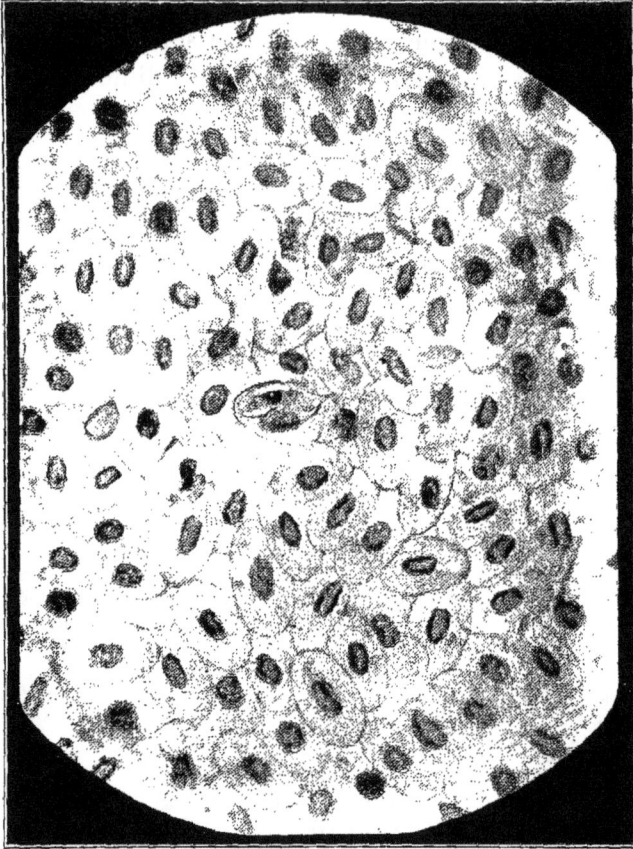

Fig. 3. — Hémogrégarine du platydactyle dans un globule, au centre de la préparation. Le parasite englobe dans sa concavité le noyau du globule.
(D'après une préparation du Dr Billet.)

d'ailleurs de plus en plus petites à mesure que l'on remonte l'échelle.

Nous tirerons donc de ces faits la loi suivante :

Le protozoaire ressemble, par sa forme, son volume, sa

*constitution, à la cellule où il vit en parasite : il présente
un véritable mimétisme.*

2° Il est encore à noter que les protozoaires une fois
installés dans une variété d'éléments cellulaires, y restent indéfiniment confinés, y accomplissant leur évolution
d'une façon exclusive. Ainsi, l'hématozoaire ne vit que
dans le globule rouge et délaisse le globule blanc ; la
coccidie du foie ne prend que l'épithélium biliaire sans
toucher à l'épithélium hépatique.

Le protozoaire est donc spécialisé d'emblée pour un
groupe de cellules, il ne se servira que de lui pour vivre
et se reproduire, le détruisant, excitant sa régénération
tour à tour, suivant ses besoins. Il y a donc, non pas une
spécificité cellulaire, mais bien une spécificité parasitaire,
car c'est le parasite qui choisit et commande.

D'où cette seconde loi : *un protozoaire parcourt son
cycle dans une seule espèce cellulaire.*

Ces notions sont fondamentales pour aborder l'étude
du parasitisme des tumeurs épithéliales ; nous allons
voir en effet des protozoaires prendre les caractères des
cellules où ils se sont développés à tel point qu'ils ont été
confondus avec elles, et ne pas franchir la variété cellulaire qu'ils ont envahie, quitte à la faire proliférer et à lui
imprimer une suractivité extraordinaire suivant leurs
besoins.

CHAPITRE II

Tumeurs épithéliales bénignes.

I. — On prétend que les protozoaires les mieux connus n'ont jamais produit de tumeur. Voici cependant un vrai néoplasme (*fig. 4*) ; on y voit une série de végétations dendritiques, composées de prolifération épithéliale et conjonctive à la fois, et qui sont analogues aux dendrites des néoplasies répandues sur le tube digestif du cardia à l'anus, ou encore dans le foie, la mamelle, les fosses nasales, etc., partout où existe un revêtement épithélial cylindrique. C'est une tumeur qui est née dans les parois des conduits biliaires, exactement aux dépens de leur revêtement épithélial cylindrique. En l'examinant à un plus fort grossissement et à l'extrémité des dendrites, d'une part on observe que le revêtement épithélial a changé de type, qu'il est devenu stratifié et épais pendant que sur sa face profonde, le tissu conjonctif qui lui sert de soutènement a pris un développement proportionnel ; l'ensemble de cette double modification épithéliale et conjonctive produit l'adénofibrome, la cirrhose épithéliale ou même l'épithéliome des voies biliaires. D'autre part on voit dans la lumière du conduit central où convergent les proliférations épithéliales, et dans les cellules épithéliales, des protozoaires arrondis à différents stades, commençant leur évolution dans l'intérieur de la cellule biliaire et son protoplasma, et la terminant en dehors d'elle, au milieu

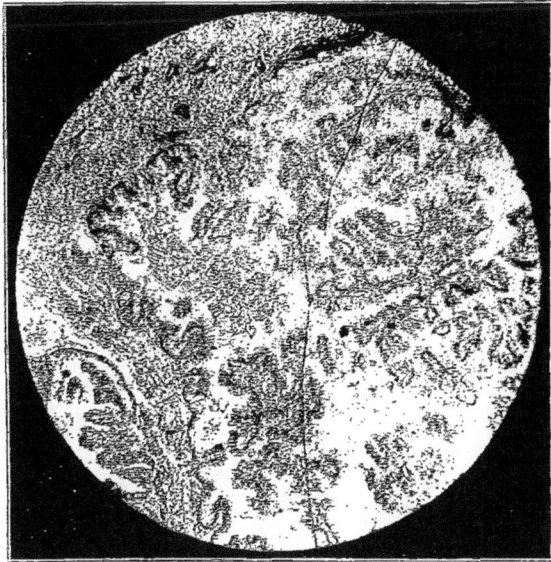

Fig. 4. — Tumeur épithéliale biliaire engendrée par la coccidie (foie de lapin). — Grossissements différents. Dans les figures 6 et 7, on voit nettement les coccidies, qui, dans les figures 4 et 5, paraissaient n'être que des débris cellulaires amassés entre les végétations néoplasiques.

du conduit, sous forme de capsule vide ; ce sont des coccidies. Elles ont été la cause de la néoplasie biliaire. Sur des grossissements plus considérables (*fig. 6*) on peut apercevoir certains détails de leur structure ; leur protoplasma granuleux, entre autres particularités, a parfois une capsule à double contour. C'est la psorospermie du foie du lapin.

La tumeur indiscutable qu'elle a produite nous permet de relever ce fait que *la cellule épithéliale biliaire a été*

*passive sous le parasite qui en a modifié le type primitif,
qu'elle s'est pliée à ses exigences pour son développement,*

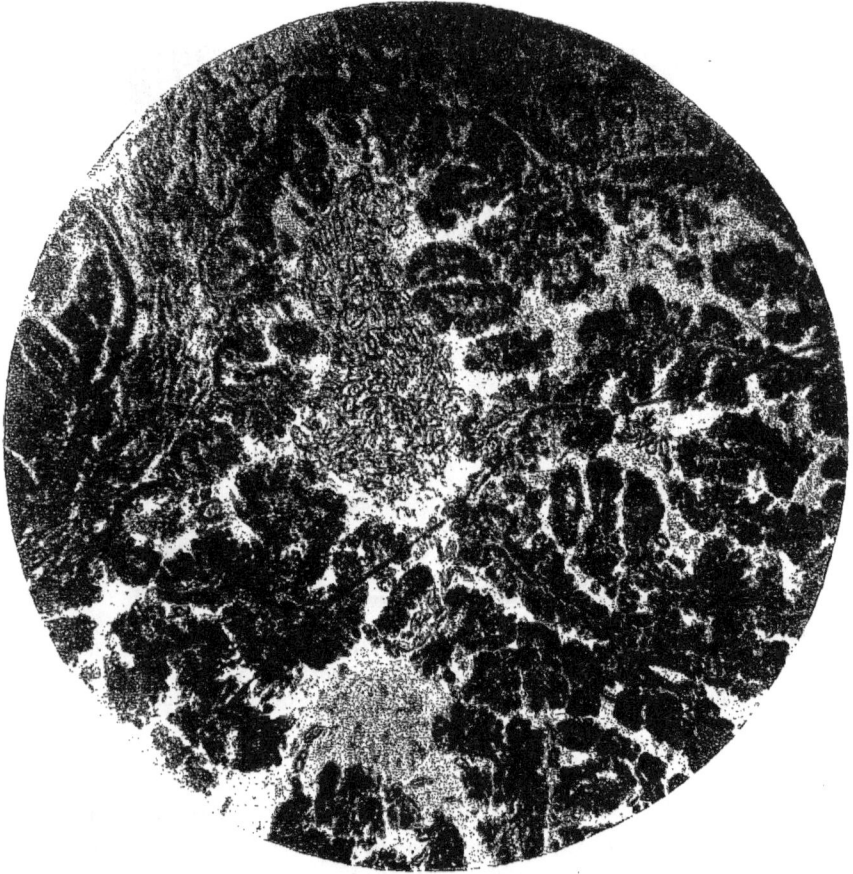

Fig. 5. — Tumeur biliaire engendrée par la coccidie (foie de lapin).
(Voir légende fig. 4.)

*et que c'est bien la coccidie, la véritable cause de toute
cette édification papillaire et épithéliale.* Conformément à
la loi que nous avons posée dans le chapitre précédent, la

coccidie n'a pas touché à la cellule hépatique, elle a fait naître des cellules biliaires en aussi grande quantité qu'elle en a eu besoin, par ce système de prolifération et de végétation.

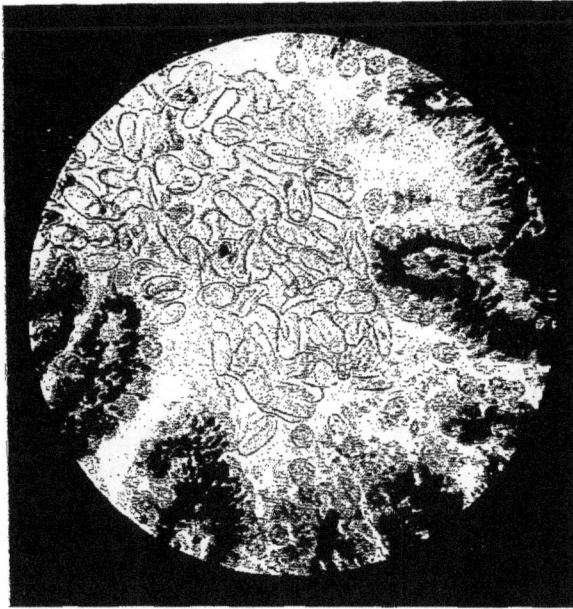

Fig. 6. — Tumeur biliaire engendrée par la coccidie (foie de lapin).
Voir légende fig. 4.

On remarquera que les conduits excréteurs sont remplis par les parasites et leurs débris. ou leurs reliquats. mais qu'il n'y a pas une seule cellule biliaire détachée de la paroi. Nous retrouverons ce phénomène dans les tumeurs humaines.

II. — Nous allons rapprocher de cette tumeur une autre qui vient de la mamelle d'un homme. Amputé du sein droit il y a quelques années pour un néoplasme de

nature indéterminée, il était entré dans mon service avec
les signes d'une maladie noueuse de l'autre sein. Je prati-

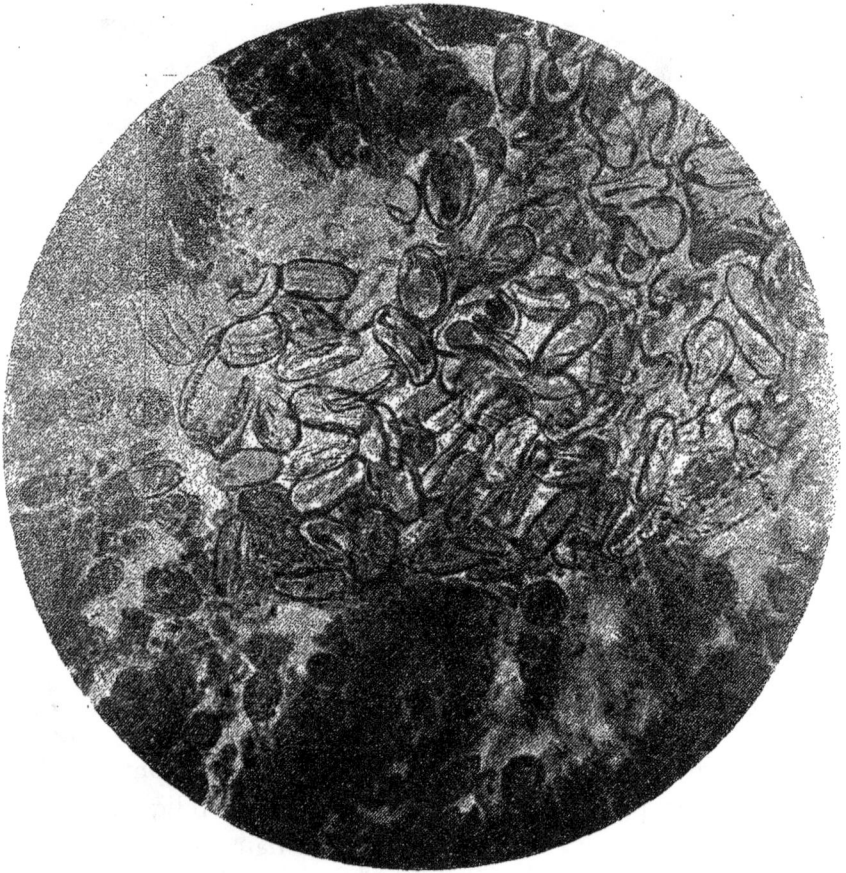

Fig. 7. — Tumeur biliaire engendrée par la coccidie (foie de lapin).
(Voir légende fig. 4.)

quai encore l'opération radicale. La coupe d'un point de
ce néoplasme (*fig. 8*) montre, sur un stroma fibreux, une
prolifération cellulaire ; c'est un adénofibrome, une variété

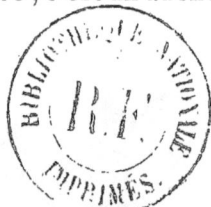

2

de maladie kystique. La photographie du revêtement épithélial (*fig. 9* et *10*) à un grossissement égal à peu près à celui
qui a permis d'obtenir la figure 6, indique à la surface de
l'épithélium, vers la lumière, des protozoaires qu'à pre-

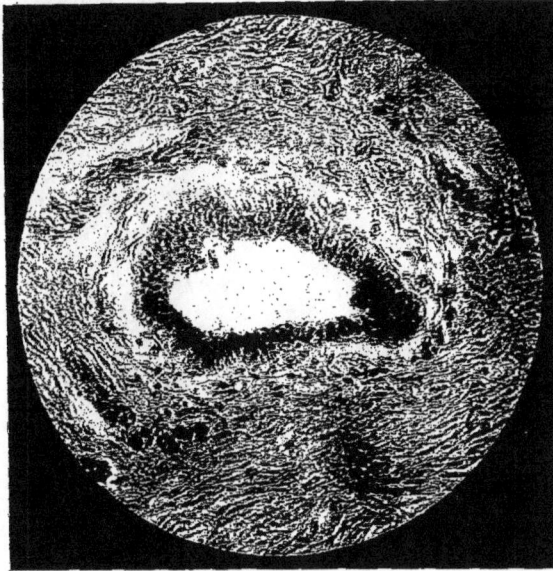

Fig. 8. — Parasites (coccidies ou grégarines) évoluant dans l'épithélium d'une
tumeur noueuse de la mamelle chez l'homme. Grossissements différents, de
1.000 diam. environ pour les fig. 9 et 10.

mière vue on prendrait pour des fragments de cellules.
Cependant on les voit évoluer dans l'intérieur des assises
cellulaires, puis tendre à s'échapper et à tomber dans le
conduit excréteur comme le faisaient les coccidies du foie
du lapin.

L'un de ces parasites est encore retenu par une longue
trainée qui ressemble à l'épimérite ou au protomérite des
grégarines. Je ne veux pas dire cependant qu'il s'agisse
de grégarines plutôt que de coccidies, mais il y a des gré-

garines qui leur ressemblent. Exemple, celles que l'on voit sur la figure 11 et qui sont empruntées à Bütschli.

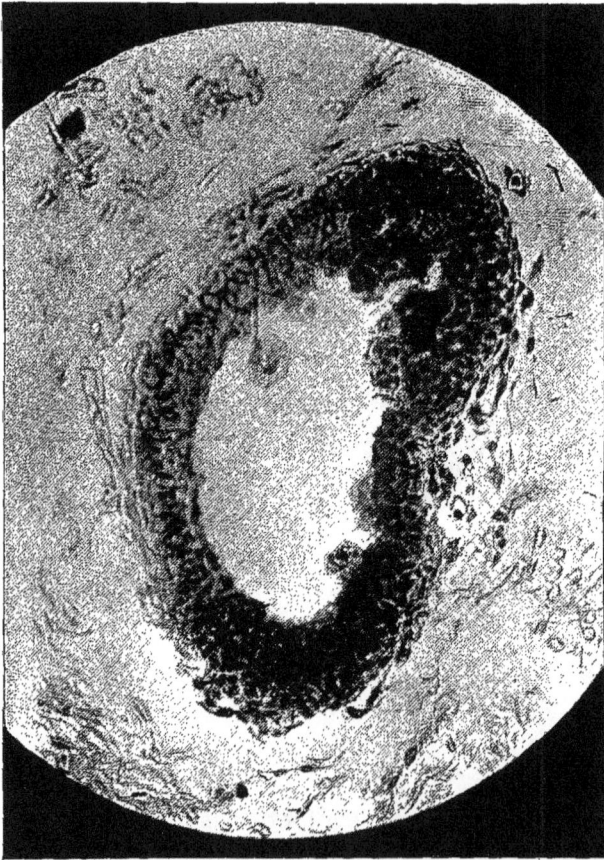

Fig. 9. — Parasites de la maladie kystique du sein (voir légende fig. 8).

Celui-ci a obtenu ces inclusions de grégarines jeunes dans des cellules épithéliales de l'intestin de la Blatte en faisant ingérer des kystes à pseudonavicelles, développés dans l'œsophage.

Cet exemple, choisi entre plusieurs autres, m'a conduit
à cette notion que les produits dits de sécrétion et d'excrétion des tumeurs, les débris des cellules, ne sont que des

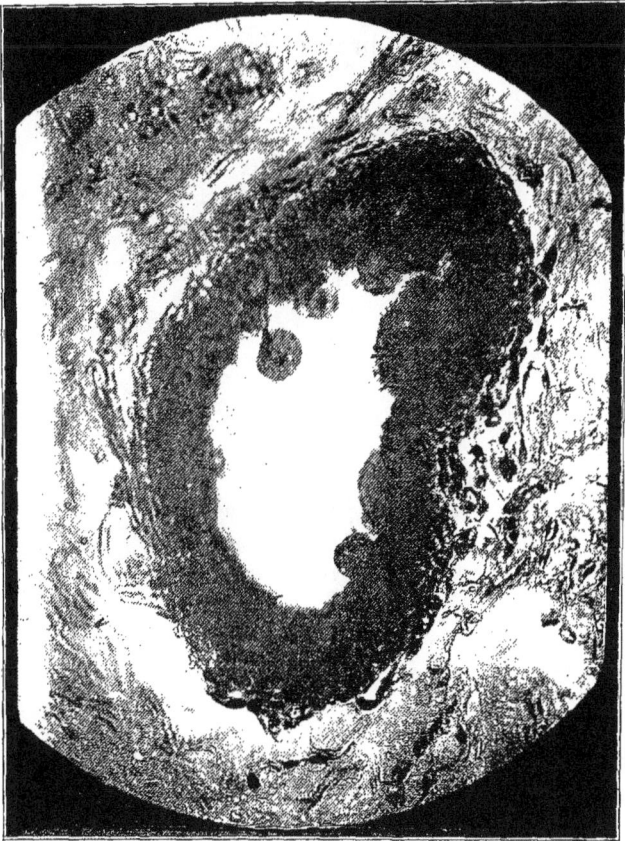

Fig. 10. — Parasites de la maladie kystique du sein (voir légende fig. 8).

protozoaires ; pour ma part, *j'ai constamment aperçu
ceux-ci à la surface de la bordure épithéliale, vers le conduit excréteur.* Seulement, leur forme varie avec chaque
revêtement cellulaire, auquel ils ressemblent : c'est encore

une manifestation de cette loi du mimétisme protozoairien
que j'ai formulée plus haut.

Il n'est pas jusqu'aux hyperplasies cellulaires s'accompagnant d'irritation conjonctive sous-jacente qui ne soient
dues à ces invasions de protozoaires.

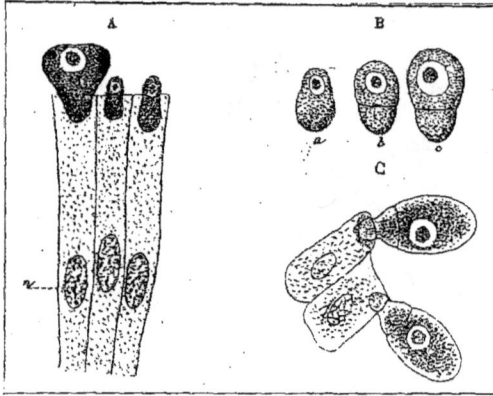

Fig. 11. — Développement de la *Clepsydrina Blattarum.* — *A*, Jeunes grégarines
dans trois cellules épithéliales de l'intestin; *n*, noyau de la cellule épithéliale.
— *B*, Premières phases du développement de ces jeunes; *a*, avant la formation de la cloison transversale; *b*, *c*, la cloison s'est formée et divise le corps
en deux segments. — *C*, Grégarines plus développées, enfoncées par leur
épimérite dans les cellules épithéliales de l'intestin (d'après Bütschli).

La condition nécessaire pour que ces productions restent
bénignes, c'est que le parasite évolue du côté du canal
excréteur, vers l'extérieur. Mais si l'évolution parasitaire se
faisait du côté du tissu conjonctif, vers l'intérieur, la prolifération cellulaire qu'elle suscite et le développement
nouveau qu'il subirait lui-même édifieraient une tumeur
maligne. Il faut que la barrière vitrée soit ininterrompue
pour la persistance de la tumeur bénigne. S'ouvre-t-elle
et la solution de continuité ainsi produite laisse-t-elle se
déverser dans le mésoderme les parasites, ses hôtes, c'est

la porte ouverte à l'envahissement cellulaire et protozoairien qui déversent leurs produits dans les voies sanguines
et lymphatiques, où ils sont aspirés pour ainsi dire. C'est
pour cela que les traumatismes des tumeurs bénignes
amènent si fréquemment leur transformation en tumeurs
malignes en rompant la digue qui sépare le parasite et
l'élément cellulaire choisi par lui du milieu intérieur. A
ces deux modes d'existence, exogène et endogène pour
ainsi dire, correspond pour le protozoaire un genre spécial
de reproduction : la reproduction asexuée pour la tumeur
bénigne et son développement vers l'extérieur, la reproduction sexuée, au contraire, pour la tumeur maligne et sa
végétation dans l'intérieur de l'organisme. C'est cette
reproduction par les éléments sexuels différenciés que
nous allons retrouver maintenant dans le cancer.

Donc, il y a lieu de rechercher au microscope le protozoaire pathogène à la surface des conduits des tumeurs
bénignes. Dans les cellules épithéliales, en dehors comme
en dedans des noyaux, se trouve *une couche qui, des deux
côtés, a la même couleur jaune orangé*, la préparation
étant colorée à l'hématéine-éosine. Dans l'exsudat sont
des formes rondes, comme des boules claires, sans noyau.
Dans un kyste de l'ovaire, l'exsudat montre quelques
formes petites et sans noyau, d'autres à protoplasma
alvéolaire contenant des granulations transparentes,
incolores, d'autres plus volumineuses à noyau déjeté sur
un pôle. Les deux premières sont des parasites, et peut-
être aussi la troisième, car les parasites peuvent avoir des
noyaux comme l'épithélium où ils se sont développés,
en vertu de ce fait remarquable que, si les cellules envahies réagissent sous l'influence des parasites, les parasites
eux-mêmes s'adaptent à elles, du moins comme volume
et comme constitution.

Nous avons dit que Bütschli a fait ingérer des pseudo-navicelles de la *Clepsydrina Blattarum*, et a vu dans l'épithélium intestinal de jeunes grégarines incomplè-tement développées, ayant 6 à 8 μ, et plongées jusqu'à mi-corps dans les cellules épithéliales.

Or, les tumeurs bénignes ne présentent que ces para-sites à l'état jeune ; elles seraient donc produites par la phase jeune de ces protozoaires, incessamment renou-velés, mais arrêtés à ce stade, incapables d'arriver à la reproduction sexuée, à la formation de pseudonavicelles et de spores. Cette dernière phase serait réservée à la tumeur maligne. On comprend, ainsi, combien sont dangereuses les tumeurs épithéliales bénignes : qu'elles se rompent et communiquent avec les lacunes du tissu con-jonctif, alors la phase sexuée s'établit et le cancer commence.

Cela ne veut pas dire que si un protozoaire quelconque arrive dans le tissu conjonctif, il déterminera un cancer ; car il en est qui ne vivent que dans le tissu conjonctif, sans aborder l'épithélium et y produisent des tumeurs bénignes du mésoderme, sauf exception : Posadas a décrit chez l'homme une sorte de sarcome mortel causé par la coccidie imitis évoluant au-dessous de la vitrée.

CHAPITRE III

Mode de production de la tumeur maligne.

L'évolution des protozoaires dans les cellules de revêtement, du côté de la lumière du conduit excréteur, produit des végétations épithéliales endocanaliculaires, et qui restent constamment en rapport avec le canal, de façon à y déverser leurs produits ; il en résulte une tumeur épithéliale bénigne.

Mais si nous faisons arriver les protozoaires vers la membrane vitrée, en les injectant dans le tissu conjonctif voisin d'elle, le revêtement épithélial fera une poussée à leur rencontre vers le mésoderme, il s'épaissira, puis formera des bourgeons pleins qui s'enfonceront comme des pieux et qui, en se réunissant les uns aux autres, engloberont des amas intermédiaires ; ceux-là aboutiront à un globe épithélial.

C'est ce que j'ai essayé de réaliser en injectant dans le tissu cellulaire de l'oreille du lapin le liquide recueilli dans les tumeurs à coccidies du foie d'un autre lapin. Des épaississements se formaient rapidement autour de l'injection ; au bout d'un mois, les coupes de cette région tuméfiée montraient l'invagination de l'épithélium épaissi, en face d'elle, et aussi la production de globes cornés dans l'épaisseur de cette masse épithéliale. On peut se rendre compte de cette prolifération cellulaire du côté du mésoderme, et des transformations que nous venons d'indiquer en jetant un coup d'œil sur les figures 12

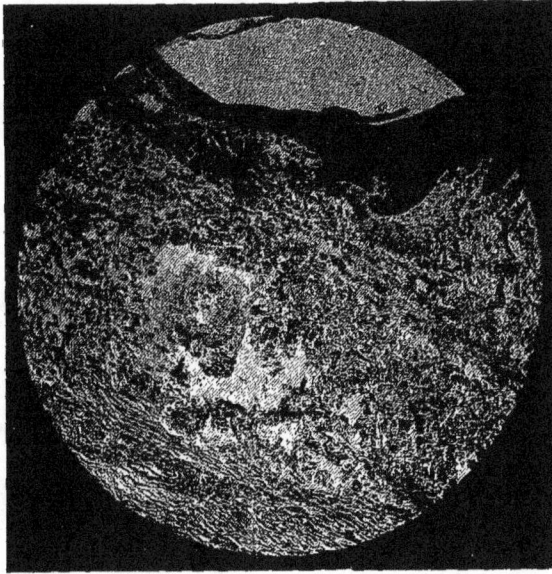

Fig. 12. — Invagination de l'épiderme dans le mésoderme, expérimentale.

et 13. La première montre en haut, et à *G*, la bordure épithéliale normale, puis, un brusque épaississement qui s'est fait en face de notre injection dans le mésoderme, enfin, la soudure imminente de deux de ses prolongements et l'inclusion d'un futur globe épithélial. La seconde est un grossissement de la précédente, dans la portion de l'épithélium qui correspond à son épaississement.

Nous allons maintenant déceler, dans les végétations qui, chez l'homme, forment des cancers par leur développement indéfini, des parasites avec leur nouvelle allure.

D'après l'expérience précédente et ses résultats, nous pouvons conclure qu'ils viennent du milieu intérieur et qu'ils sont apportés à l'épithélium par les vaisseaux ou

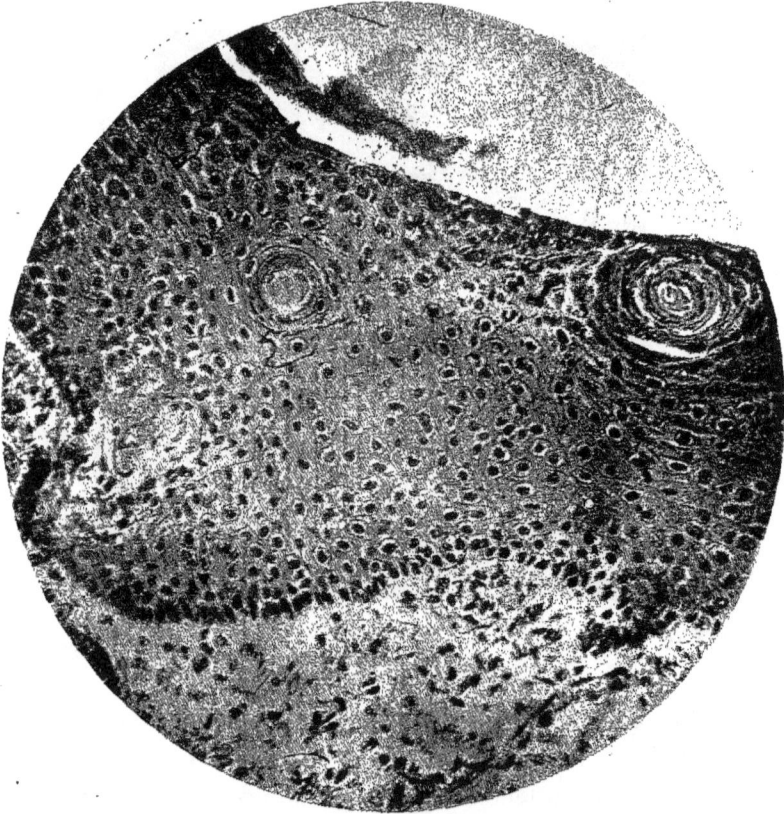

Fig. 13. — Invagination de l'épiderme dans le mésoderme, expérimentale. Grossissement différent du même point que dans la figure 12.

bien que, primitivement extérieurs à la membrane vitrée, ils sont, pour une raison quelconque qui a fait rompre sa continuité, rentrés et tombés dans le mésoderne.

CHAPITRE IV

Tumeurs épithéliales malignes.

Les protozoaires que nous allons trouver inclus au milieu ou autour des cellules auront un aspect différent des précédents qui évoluent dans le protoplasma et ressemblent, d'ailleurs, à ce dernier. Ceux que nous allons rencontrer sont pourvus d'un noyau, d'un protoplasma et d'une sorte d'enveloppe ressemblant encore, par un véritable mimétisme, aux éléments qui les entourent et où ils vivent. Ce fait n'est pas une vue de l'esprit ; d'ailleurs, il est ordinaire dans la vie animale ; ces protozoaires des tumeurs méritent d'être appelés proto zoaires *mimétiens*.

La forme complète, initiale, est représentée dans la figure 14 qui a trait à un cancer extirpé de la partie supérieure de l'œsophage. On y distingue, tranchant sur le tout par son volume et sa constitution, un gros organisme unicellulaire, ayant la forme d'une masse plasmique amœboïde, nucléée, entourée d'une membrane flexible et transparente. Elle se multiplie par segmentation de sa masse en un grand nombre de spores qui sont noires. La teinte noire des spores a été déjà observée chez

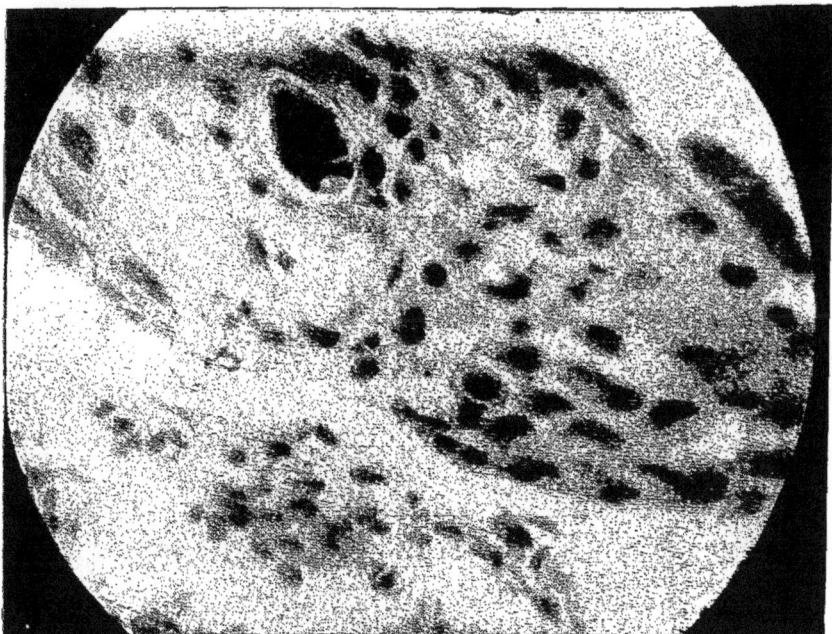

Fig. 14. — Forme amiboïde encapsulée, divisée en masses noires (spores). Grossissement de 1.000 diam. environ, comme pour les figures suivantes.

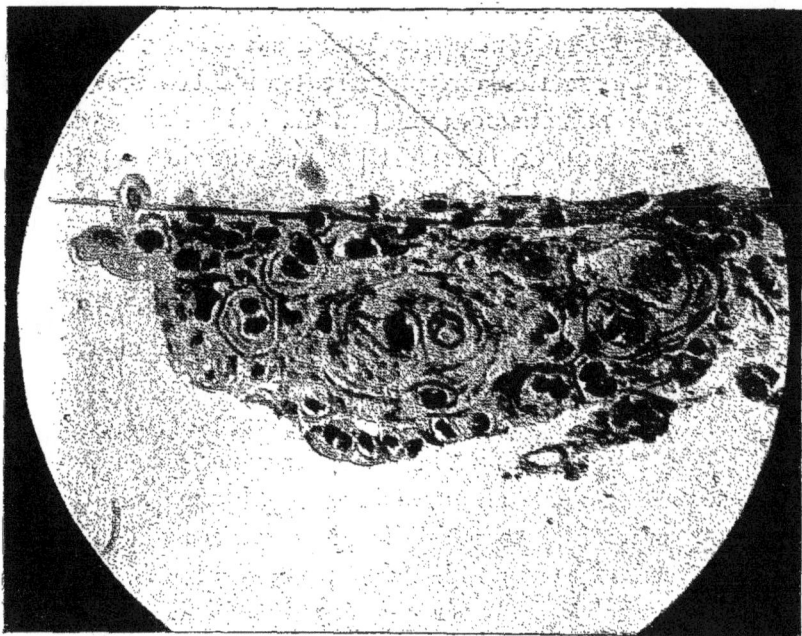

Fig. 15. — Globe épithélial (épithéliome de la conjonctive).

Stylorhynchus et chez Lophorhynchus insignis (A. Sch-
neider), etc.

Nous allons retrouver ce protozoaires et ses spores
dans un globe épithélial issu d'un épithéliome de la
conjonctive (*fig. 15*) et dans les bourgeons nés de sa face
profonde (*figures suivantes*), pour s'enfoncer en coin dans
le tissu conjonctif comme les racines du gui dans l'arbre.

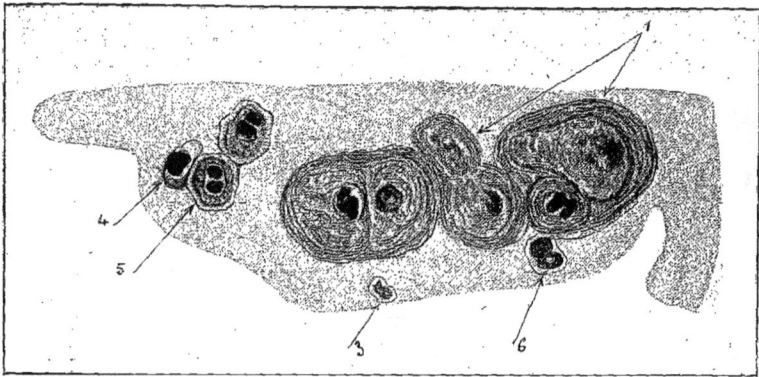

Fig. 16. — Schéma du globe épithélial.

Le globe épithélial de la figure 13 contient : 1° deux
protozoaires amœboïdes nucléés mais qui ont évacué leur
contenu. Les numéros 1 du schéma 16 les représentent en
leur place. Les spores noires (il ne s'agit pas de globules
blancs qui n'ont aucune analogie avec ces formes) vont se
comporter de trois façons différentes : 1° les unes restent
intercellulaires (*n*os *3 et 4*) ; 2° d'autres pénétreront dans
l'intérieur des cellules du corps muqueux et iront
jusque dans le noyau pour exciter sa division (*n° 5*) ;
3° enfin, les dernières (*n° 6*) s'agglutineront entre elles et
reformeront une masse amœboïde, capable de redonner
à son tour des spores. Ainsi s'effectue le mode de division des protozoaires qui ressemble à la schizogonie.

Cependant, parmi les spores intercellulaires, il en est qui évolueront vers une des formes parasitaires différenciées et sexuées.

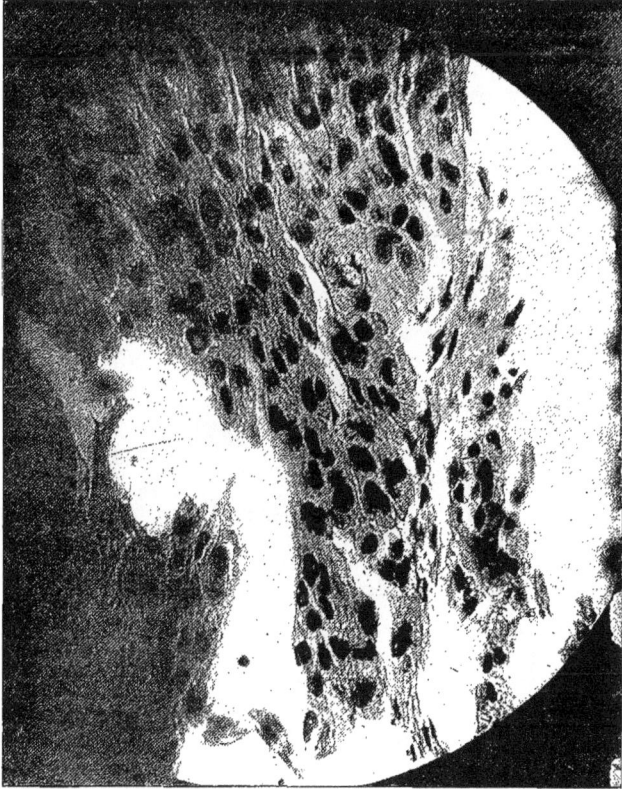

Fig. 17. — Bourgeon épithélial avec un microgamète portant des flagelles, etc.

C'est ce que nous observerons d'abord dans le bourgeon épithélial de la figure 17. Un peu au-dessous du milieu de ce bourgeon se voit un noyau qui émet de différents côtés des flagelles terminées à leur extrémité par des points renflés. L'analogie de cette forme avec la forme mâle de l'hématozoaire est frappante ; on dirait les lanières d'un

fouet. Ce véritable microgamète est représenté schémati-
quement sous le n° 7 dans le schéma de la figure 18. Au
microscope, j'ai pu dans le point symétrique du bourgeon
figure 19 suivre ces flagelles, les voir libres dans le protoplasma ou dans les espaces intercellulaires, allant au con-

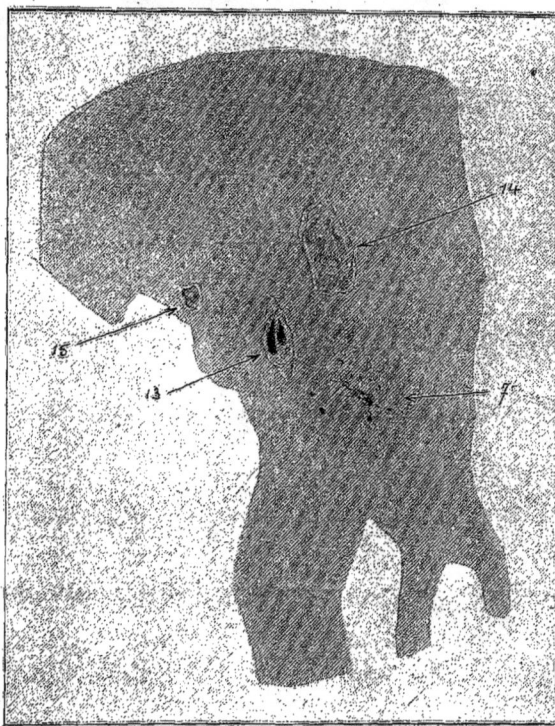

Fig. 18. — Schéma de la figure 17.

tact d'un noyau de macrogamète. Un de ces macroga-
mètes est visible dans la figure 20, en bas; c'est une
cellule à protoplasma granuleux dont le noyau énorme et
arrondi s'est rapproché d'un pôle de la cellule comme pour
mieux être fécondé, ainsi que cela s'observe dans la coccidie de la Seiche (Siedlecki, Laveran, *Société de Biologie*,

3

p. 541, 1898); elle est représentée au n° 8 du schéma de la figure 19. Les formes qui sont à examiner de près sur

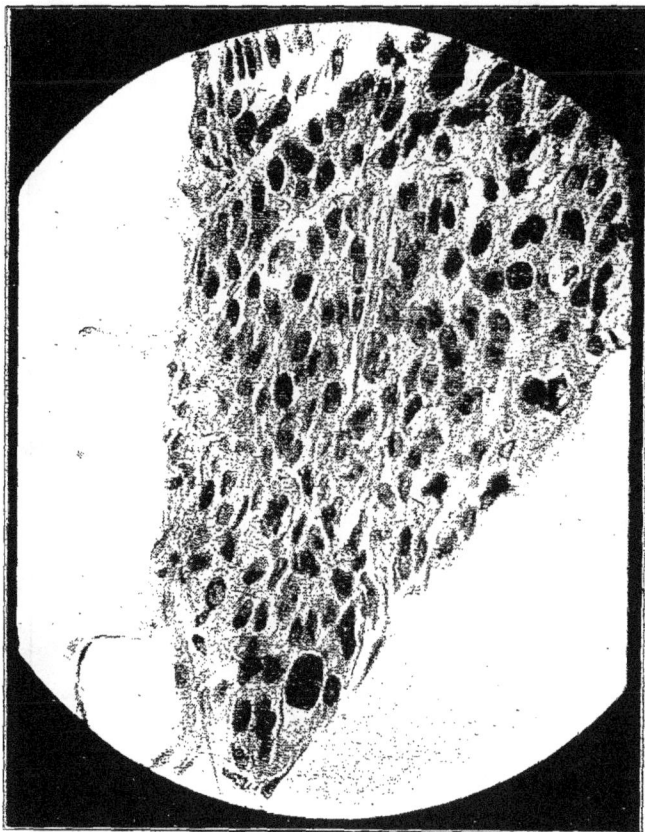

Fig. 19. — Autre bourgeon épithélial.

ces deux figures 17 et 19 sont d'ailleurs schématisées dans les dessins correspondants.

Ainsi, en 9 se trouve une cellule dont le noyau s'effrite : c'est une mitose qui se voit aussi dans les protozoaires, par exemple, chez le *Stentor polymorphus*, après la fécondation. En 10, une forme va se diviser. Son noyau se déforme en haltère, elle est complètement divisée en 11, et en 12, elle présente quatre éléments distincts. De disporée elle est devenue tétrasporée. Ces sortes de spores allon-

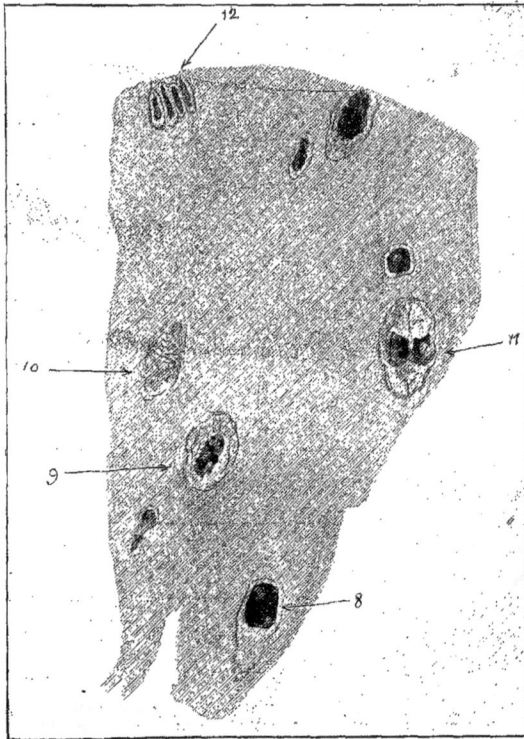

Fig. 20. — Schéma de la figure 19.

gées, de corps falciformes, de pseudonavicelles, nées de la division d'un macrogamète fécondé, vont à leur tour pénétrer les cellules du corps muqueux et y évoluer. Je me demande si les flagelles des microgamètes ne peuvent pas pénétrer les noyaux des cellules épithéliales elles-

mêmes et les féconder, causant ainsi dans la cellule le
corps inclus qui va évoluer pour son propre compte : et je
penche pour l'affirmative.

L'une de ces pseudonavicelles, de ces spores durables
nées après la fécondation se trouve sous une forme allongée noire encadrant le noyau de la cellule, en 13. Une

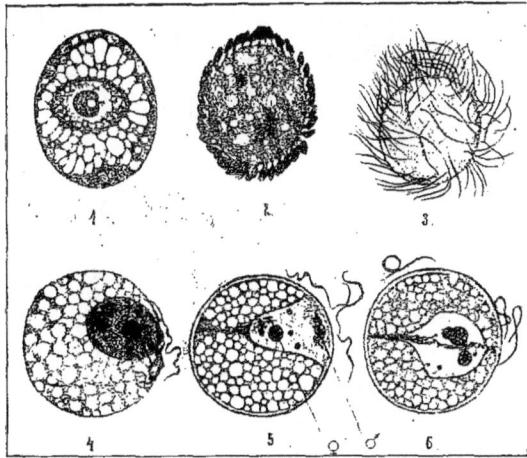

Fig. 21. — Coccidie de la Seiche.
En 4, macrogamète avec son noyau déjeté vers un pôle, et vers lequel arrivent
les flagelles (Siedlecki, Soc. de Biologie, p. 541. 1898).

autre, à un stade plus avancé (14), a son noyau envahi par
une substance muqueuse, hyaline, incolore, et le voit
s'effilocher comme un corps en rosace en une série de
masses noires à la périphérie et blanches au centre. Ce
sont des spores d'une autre sorte, visibles par exemple
en 15. Ces spores sont nées ainsi : la substance hyaline a
repoussé la périphérie du noyau et s'en est coiffée. Ces
spores blanches au centre ressemblent aux jeunes héma-
tozoaires (amibes de six heures) qui ont autour d'eux une
bordure de pigment (voir *fig. 1*). Il convient de suivre

chacune de ces formes sur les figures et leurs schémas respectifs.

L'évolution du parasite peut être représentée comme dans la figure 22, qui, de 1 à 6, exprime la schizogonie,

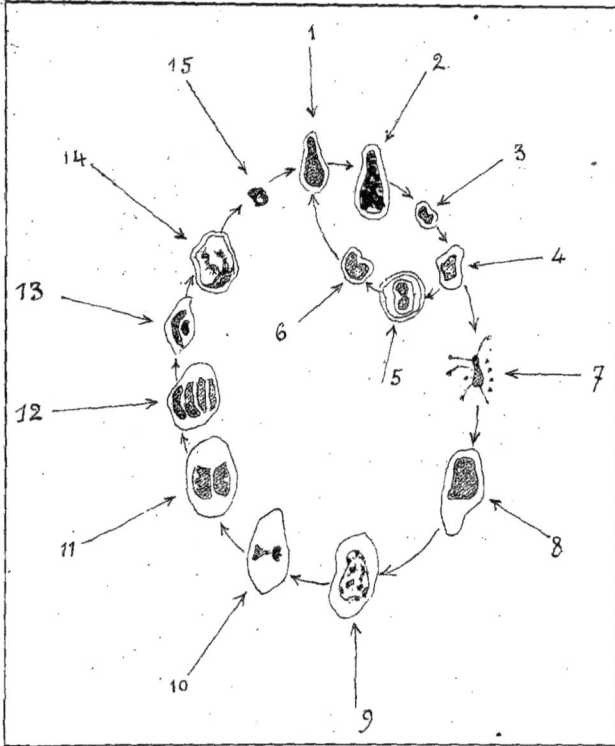

Fig. 22. — Évolution du parasite. — 1. Amibe. — 2. Amibe avec ses spores noires. — 3. Spore, forme éphémère. — 4. Spore destinée à infecter une cellule épithéliale, ou à reconstituer une amibe, ou à évoluer vers une forme sexuée. — 5. Cellule du corps muqueux infectée par une spore. — 6. Spores agglomérées qui reconstitueront une amibe. — 7. Microgamète avec ses flagelles. — 8. Macrogamète avec son noyau déjeté vers un pôle. — 9. Effritement du noyau après la fécondation, mitose (comme dans le *Stentor polymorphus*). — 10. Début de segmentation. — 11. Segmentation en 2 éléments parasitaires. — 12. Segmentation en 4 éléments durables (corps falciformes, pseudonavicelles). — 13. Infection d'une cellule épithéliale par un corps falciforme. — 14. Évolution du parasite dans cette cellule. — 15. Formation de spores incolores au centre.

et de 6 à 15, sa reproduction par le mode sexué ; les numéros d'ordre de ce schéma se rapportent à ceux des deux figures précédentes.

Nous pouvons résumer de la façon suivante l'histoire de ce protozoaire évoluant au sein et dans l'épaisseur, ou bien au milieu des cellules du corps muqueux de Malpighi.

L'amibe peut être nue ou enkystée : nue, elle présente parfois des signes de division (n° 1 de la figure), qui donnent à ses segments la signification de protomérite et de deutomérite. Enkystée, elle offre à sa périphérie une membrane à double contour ; en même temps, son noyau se segmente et donne naissance à des noyaux secondaires, véritables spores, parce qu'ils emportent à leur sortie un morceau de protoplasma.

Les spores vont exciter les cellules en y pénétrant, ou bien faire une nouvelle amibe en se réunissant, ou enfin créer des parasites sexués. La reproduction par schizogonie correspond ainsi à la formation de spores qui représentent les mérozoïtes des coccidies.

La reproduction sexuée montre bien l'importance des noyaux des parasites : les flagelles partent d'un noyau, c'est le noyau du macrogamète qui se porte au pôle de la cellule. C'est le noyau qui s'excave en haltère avant le dédoublement, puis la division en quatre. Les quatre formes durables ont un gros noyau. C'est encore dans le noyau de cette forme durable incluse et intracellulaire que se fait la sporulation hyaline (et cette sorte de corps en rosace, hyalin au centre, noir à la périphérie).

Parmi les formes parasitaires, les unes sont *intercellulaires*, les autres *intracellulaires*. Les premières sont les amibes, les spores qui vont régénérer une amibe par leur agglomération, et celles qui vont évoluer vers les formes sexuées ainsi que leurs dérivés. Les secondes compren-

nent les spores nées des amibes qui entrent dans les cellules du corps muqueux, et les spores ou pseudonavicelles,
nées du dédoublement des formes fécondées. Seules les
formes jeunes sont intracellulaires (spores, pseudonavicelles). Mais les formes adultes sont extracellulaires. Par
les premières, le parasite ressemble aux coccidies ; par
les secondes, il se rapproche des grégarines adultes. On

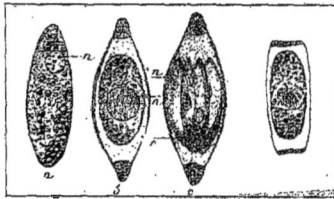

Fig. 23. — *a, b, c,* pseudonavicelles du *Monocystis* du Lombric, à trois stades
différents du développement. On voit, chez *a* et *b,* le noyau primitif, *n,* de la
spore ; chez *c,* le faisceau des corps falciformes, dont chacun renferme un
noyau *n,* et le nucléus de reliquat, *r.* La figure de droite représente une spore
mûre de *Clepsydrina Blattarum* (d'après Bütschli).

peut encore remarquer que parmi elles, les unes sont *éphé-
mères,* les autres *persistantes.* Sont persistantes les spores
nées après la fécondation et celles issues des amibes, saut
les spores qui pénètrent les cellules ; celles-là sont éphé-
mères avec les formes sexuées.

Les cellules du tissu néoplasique envahies résistent et
se divisent : ce sont les cellules parasitées par les spores
transitoires des amibes ; ou bien meurent et dépérissent :
ce sont les cellules envahies par les formes durables du
parasite qui sont nées de la reproduction sexuée.

La quinine détruit surtout l'élément parasitaire, mais
moins l'élément cellulaire qui est en quantité exubérante :
voilà pourquoi elle provoque la diminution de volume
mais non la disparition totale du néoplasme, dont les

ulcérations peuvent d'ailleurs se cicatriser, comme cela
arrive sur une plaie de bonne nature.

Quant à la prolifération des cellules, la cytogenèse, elle,
est causée par les spores péri ou intracellulaires issues du
plasmode amiboïde ; la destruction des cellules, la cyto-
lyse étant due aux formes durables du parasite, issues de
la fécondation, et incluses dans les cellules.

2° Malgré le mimétisme des parasites pour l'élément
cellulaire, il existe des différences qui permettent de les
caractériser, elles portent sur la coloration et la constitution.

a) Avec l'hématéine-éosine, le parasite montre un
noyau bleu foncé, un protoplasma clair, presque transpa-
rent et incolore, à peine est-il rose ; la cellule, au contraire, a son noyau moins coloré et le protoplasma fran-
chement rose.

b) Le protoplasma du parasite est granuleux, alvéolaire,
à logettes occupées par des granulations amorphes, mais
vivantes, puisqu'elles s'accroissent en nombre et en
volume, et son noyau offre une foule de variétés en rapport avec le métabolisme. Quant à la cellule, son protoplasma est régulier avec une enveloppe garnie de pointes
de Schultze.

Le lien anatomique qui réunit les formes parasitaires,
c'est la matière muqueuse, réfringente, incolorable, qui
se trouve à l'origine des protozoaires et ne doit pas être
confondue avec une substance de dégénérescence.

En cas d'inclusion, le noyau du parasite n'est pas au
même stade que celui de la cellule mère ; il peut évoluer
plus vite et mourir alors que l'autre continue à vivre ; et
inversement : le noyau de la cellule mère peut disparaître
le premier. Les spores issues de l'amibe passent et ne
sont que temporaires, elles représentent les noyaux qui

disparaissent. Les spores en forme de pseudonavicelles, au contraire, persistent dans une cellule qui dégénère.

3° Les bourgeons épithéliaux qui contiennent cellules et parasites se colorent en rouge brun par la solution iodo-iodurée, et par conséquent renferment du glycogène. De même les granulations amorphes et incolores du protoplasma du parasite qui offrent ainsi la réaction des granulations des coccidies (Malassez), ou bien des grégarines (Bütschli, Leidy, Balbiani) et des corpuscules du ver à soie (Vlacovich). Il y a donc tout lieu de penser que le glycogène répandu dans les tumeurs malignes leur est apporté par l'élément parasitaire, bien qu'il ne soit pas possible au microscope de préciser le siège de cette réaction rouge brun et sa localisation dans l'élément cellulaire épithélial, ou bien dans les parasites. Quoi qu'il en soit, des granulations incolores présentant cette réaction appartiennent au parasite qui va se développer et en sont les éléments.

En résumé, le cytozoaire que nous avons rencontré dans cet épithéliome de la conjonctive occasionne la prolifération cellulaire et aussi sa dégénérescence ; il ressemble, même à ce point de vue, à l'hématozoaire qui détruit les globules rouges, mais aussi occasionne un travail de régénération pour les hématies ; car on peut trouver dans le sang des paludéens des globules rouges à noyau. L'évolution de ces parasites est la cause des accidents du cancer et de la transformation imprimée à la cellule.

Dans les tumeurs malignes des autres organes, il sera possible de trouver des parasites de même ordre, adaptés pour ainsi dire à la forme cellulaire présente, obéissant à la loi du *mimétisme*, qu'ils subissent avec une réelle souplesse, et qu'il est de toute nécessité de connaître pour l'interprétation des préparations.

La figure 23, d'après Bütschli, résume quelques phases du parasite telles que nous les comprenons, pour les tumeurs bénignes et les tumeurs malignes. Le stade a, b du Monocystis du Lombric serait propre aux premières, dans le protoplasma desquelles il évoluerait ; le stade c, à pseudonavicelles, ne se trouverait que dans les secondes et correspondrait au n° 12 de l'évolution figurée dans le schéma 22.

La différence, au point de vue chimique, entre la tumeur épithéliale bénigne et la tumeur maligne consiste essentiellement dans l'absence du glycogène d'un côté, et sa présence de l'autre ; or, la différence qui sépare leurs formes parasitaires réside dans ce fait que la reproduction est asexuée pour les premières, sexuée pour les secondes ; on peut donc penser que la formation du glycogène est nécessaire pour l'apparition des formes sexuées du protozoaire et du néoplasme cancéreux. Nous verrons précisément la thérapeutique donner des résultats appréciables contre le cancer, en employant des moyens qui détruisent ou rendent inutilisable le glycogène nécessaire à la vie du parasite. Mais on comprend avec quelle facilité la tumeur bénigne peut produire une tumeur maligne, soit par sa transformation même, soit par pullulation à ses côtés, ou vers des régions éloignées, de germes nés d'elle et rentrés dans le milieu intérieur où ils sont à même d'utiliser en quantité suffisante les matériaux hydrocarbonés.

CHAPITRE V

Produits et réactions du cancer épithélial.

———

Nous avons entrepris une série d'expériences sur certaines productions et réactions chimiques des tumeurs bénignes et malignes, avec l'aide de MM. Faysse, Cordier et Laroche.

1° D'abord tous les cancers extirpés et traités immédiatement par l'acide trichloracétique et leur trituration dans du sable ont donné, comme le foie, du glycogène. Ce glycogène contenu dans les tumeurs malignes existe à l'état constant, et peut être évalué en moyenne à la centième partie de la masse enlevée.

Le liquide filtré du cancer, après l'extraction du glycogène, dévie le plan de polarisation de la lumière d'environ une minute à droite, et par conséquent contient du sucre.

2° Tous nos cancéreux ont présenté de l'acétone dans leurs urines et quelques-uns, dans la proportion de 2 sur 15, du sucre en même temps. L'acétone a été recherchée de la façon suivante : l'urine était distillée, on ajoutait aux premiers centimètres cubes recueillis le double de leur volume de lessive de soude pure et un dixième de leur volume de la solution iodo-iodurée. Un trouble laiteux était obtenu par formation d'iodoforme reconnaissable à l'odeur et à ses cristaux au microscope. Cette acétonurie a été constante, et a mérité une valeur diagnostique très grande ; elle peut, avant une intervention pour une tumeur de nature incertaine, faire pencher du côté de la malignité. Une fois elle a eu raison contre la clinique. Un de mes malades âgé de cinquante-huit ans, porteur d'une énorme tuméfaction de la prostate, urinait du sang et se cachectisait ; il avait maigri en deux mois de 20 kilos ; je fis, à cause de la déchéance générale et des phénomènes locaux, le diagnostic de cancer prostatique. Cependant ses urines n'avaient pas montré la présence de l'acétone ; on pensa que cette substance avait pu être détruite par l'altération de l'urine et le diagnostic fut maintenu. La prostate enlevée fut examinée au microscope, et ne montra aucune trace de cancer. Le rétablissement du malade fut prompt ; il n'y avait pas eu de néoplasie maligne. L'absence d'acétonurie aurait dû nous faire rejeter notre premier diagnostic (1). Il est logique de rattacher l'acétonurie du cancer à la transformation des hydrocarbonés.

3° Un fragment de cancer que l'on a fait macérer dans de la quinine en établissant un vase osmotique avec lui, c'est-à-dire en le creusant d'une excavation centrale surélevée par rapport au liquide ambiant, pendant que son pied baigne dans la solution quininée, détache par exosmose des parcelles de son tissu, et se laisse traverser inversement par endosmose, comme l'atteste l'humidité de sa cellule centrale et de sa surface libre.

La cryoscopie de la quinine ambiante, faite après quarante-huit heures de macération, montre un changement important dans le titre de la solution. Tandis que la solu-

(1) La suite a montré qu'il s'agissait bien d'un cancer. L'acétonurie cancéreuse n'est donc pas constante.

tion témoin (faite avec : sulfate de quinine 5 gr., eau distillée q. s. et acide tartrique quelques gouttes pour
dissoudre) a son point de congélation à — 1°34, la même
solution qui a été au contact de la tumeur a été diluée et a
son point de congélation à — 1°18. L'eau du cancer a donc
passé dans la quinine, mais aussi avec le glycogène et le
sucre de la tumeur, comme nous le démontrerons.

4° La solution de sulfate de quinine, précédemment
indiquée, acquiert (cette réaction est classique) une belle
couleur vert émeraude lorsqu'on lui ajoute de l'eau de chlore
et quelques gouttes d'ammoniaque. Or, si cette solution
a macéré au contact d'un fragment de cancer de quelques
minutes à quelques heures, elle forme, avec les mêmes
réactifs, un précipité blanc, qui persiste malgré l'ébul-
lition. Cette réaction nous a paru être assez constante
(à condition d'employer l'eau de chlore et non l'eau de
brome) pour acquérir une véritable valeur en présence
d'un cancer frais (car elle disparaît après quelques jours
de macération).

Les tumeurs bénignes au contraire (sauf un lipome, un
lymphadénome tuberculeux et un goître) comme les tissus
et organes normaux (sauf le foie) n'empêchent pas, par leur
contact avec la solution de sulfate de quinine, cette couleur vert émeraude.

Malgré ces exceptions, la réaction blanche et le précipité
blanc conservent une valeur spéciale, bien que nous igno-
rions sa nature et sa composition.

Or, in vitro, c'est le mélange de glycogène et de glycose qui donne avec la solution de sulfate de quinine traitée
par l'eau de chlore et l'ammoniaque un précipité blanc
qui ne se redissout pas par la chaleur.

Il est donc naturel de déduire que c'est le glycogène du
cancer en voie de transformation en sucre qui est la cause de

cette réaction spéciale. La solution de quinine qui baignait le pied d'un fragment de cancer présentait après l'adjonction d'eau de chlore et d'ammoniaque ce précipité blanc : aussi avons-nous dit que le glycogène et le sucre du cancer avaient passé, avec l'eau, à l'extérieur. D'ailleurs, aspirée par inadvertance dans la bouche, cette quinine était douceâtre, faiblement amère.

Quelques substances donnent un précipité assez semblable ; par exemple, l'acide formique, l'acétone, les peptones, mais il se redissout par la chaleur.

Nous avons vu un fragment de cancer du larynx, après macération dans la liqueur de Fehling, la réduire et donner le précipité rouge d'oxyde de cuivre. Mais nous avons obtenu aussi cette réduction avec un goître qui paraissait être bénin et du liquide d'hydrocèle. Nous n'avons pas pu préciser la nature de la substance hydro-carbonée réductrice.

Donc les tumeurs malignes contiennent à l'état libre du glycogène et quelquefois du sucre.

5° Dans les tumeurs bénignes, au contraire, celui-ci est le plus souvent, sauf les exceptions que nous avons signalées, à l'état *virtuel*, c'est-à-dire, comme l'a montré pour le sang le professeur Lépine (Acad. des sciences, 22 septembre et 2 novembre 1903) à l'état d'un hydrate de carbone combiné à la molécule d'albumine, mais qui n'est ni du sucre, ni du glycogène. De là l'absence de la réaction du glycogène avec la solution iodo-iodurée, l'absence de précipité blanc à la réaction à la quinine, l'absence de réduction de la liqueur de Fehling. Mais il peut passer, à un moment donné, à l'état de sucre libre, et alors donner la réaction du cancer (lipome, goître, kyste de l'ovaire).

Ainsi le sucre existe dans des liquides et des néoplasmes où il n'était pas soupçonné ; il serait donc intéressant d'établir la réaction chimique des tumeurs et des tissus pathologiques. Déjà, renseignement qui nous a été donné par le professeur Lépine, Strauss, de Berlin, a trouvé, dans plusieurs sérosités pathologiques, du lévulose. Celui-ci dérive du glycose qui y est contenu à la dose de 1 à 2 grammes par litre, et qui passe à cet état à cause du milieu alcalin.

6° Après avoir fait macérer dans une solution d'acide paratartrique un fragment de cancer pendant cinq ou six heures, après avoir filtré le liquide à différentes reprises pour diminuer l'opalescence, nous avons vu cette solution dévier à gauche d'une minute environ ; cependant la solution témoin faite en même temps et dans les mêmes conditions restait sensiblement au zéro.

On pourrait donc penser que dans la première solution quelques molécules droites ont été détruites. Elles ont pu l'être par les microbes qui infectent si souvent les cancers, aussi bien que par les éléments du néoplasme.

A noter que la macération de celui-ci dans l'éther ne dévie pas et reste au zéro.

7° Nous avons vu les plaies cancéreuses mises à découvert et éclairées par un bec Auër, séparé d'elles par une lentille convexe. dégager une buée après l'ablation du pansement. Cette évaporation terminée, un badigeonnage au bichlorhydrate, ou mieux au bisulfate de quinine à 5 sur 60, la faisait reparaître au moment même où le pinceau imprégné de la solution était appliqué et retiré, comme on détermine des vapeurs en rapprochant les goulots d'un flacon d'eau de chlore et d'un flacon d'ammoniaque. Les vapeurs dégagées nous ont paru acides et rougir à la longue le papier bleu du tournesol. Mais elles ne se produisaient pas sur le pinceau exposé à la lampe. ni après badigeonnage des téguments sains, ou de plaies ordinaires, et

par conséquent n'étaient pas provoquées par un simple
phénomène thermique. Grâce à cette évaporation engendrée par la quinine, le tissu néoplasique sous-jacent était
comme desséché.

8° L'albumine du blanc d'œuf est coagulée par les
tumeurs : on peut le démontrer en introduisant un fragment
de néoplasme, bénin ou malin, dans un tube contenant
cette albumine liquide et comparé plusieurs heures après
avec un tube témoin ; les deux tubes étant placés sur un
plan horizontal, le degré d'obliquité de la surface terminale
du coagulum, d'une part, et l'étendue longitudinale de ce
coagulum, de l'autre, permettent de construire une courbe
de la coagulabilité et de mesurer sa valeur.

Mais la tumeur maligne, après vingt-quatre heures,
commence à liquéfier ce coagulum qu'elle a édifié et cette
albumine qu'elle a rendue solide.

Il se passe un phénomène analogue dans les néoplasmes
malins qui contiennent, à la longue, de l'albumine liquide,
des peptones. En effet, leur liquide de macération, après
séparation des albumines coagulables, donne, avec l'azo-
tate de mercure, un précipité qui devient rouge brique
par la chaleur ; avec la liqueur de Fehling une teinte violet
mauve. De plus, le sang exsudé de la tumeur même,
quand elle en contient en quantité suffisante, reste liquide,
il ne renferme que du fibrinogène décelé par le chlorure de
sodium. Au contraire, le sang qui arrive à la tumeur,
celui qui s'écoule de la plaie pendant l'opération, se
coagule avec rapidité. Il semble donc que le cancer
fabrique un ferment qui liquéfie les albumines, et soit
analogue à la pepsine quant à cette action spéciale.
Lorsqu'on mélange à parties égales du liquide de macération du cancer, débarrassé des albumines coagulables,
mais contenant des peptones, et du sang de mouton, ce

sang ne se coagule pas. On comprend ainsi la facilité, la gravité, la fréquence des hémorragies dans les ulcérations cancéreuses, le ramollissement des néoplasmes et certains phénomènes d'intoxication par résorption des peptones qui y naissent.

Or, la quinine annihile, *in vitro*, le pouvoir liquéfiant de la pepsine sur l'albumine coagulée ; l'albumine reste alors solide au contact de ces deux substances ; c'est là un des modes d'action de ce médicament et une des raisons de l'amélioration obtenue chez les cancéreux par l'administration de cet agent antiferment, empêchant la liquéfaction des albuminoïdes contenues dans la tumeur et leur transformation en produits toxiques.

On le remarquera d'ailleurs, le cancer, au début, ne contient guère que des albumines coagulables ; les peptones ne se forment, aux dépens de celles-là, que tard ; abondantes à la période du ramollissement et de l'ulcération néoplasiques, elles n'existent pour ainsi dire pas avant.

Les produits dérivés des hydrocarbonés et des albumines ne peuvent être éliminés au dehors ; ils stagnent dans le tissu cancéreux, puis rentrent dans la circulation générale où les déverse le néoplasme, comme dans son conduit excréteur. Localement, ils amènent les douleurs, l'élévation de la température qui n'est pas sans analogie avec celle de la fermentation, l'ulcération, et l'odeur ; parvenus dans le milieu intérieur, ils causent l'affaiblissement progressif, l'intoxication et la cachexie définitives. Parmi ces produits, il faut signaler les acides qui accompagnent toute fermentation, et dont l'un, l'acide lactique, est facile à trouver dans le cancer de la muqueuse de l'estomac, déversé qu'il est alors dans la chambre gastrique, pour une certaine part.

Mais dans les cancers sous-muqueux, comme certaines

linites cancéreuses que j'ai observées, il est résorbé tout entier et n'apparaît plus dans le liquide gastrique. J'y vois la démonstration que l'acide lactique du cancer de l'estomac n'est pas dû à la transformation des aliments et des sucs, sous l'influence de la stagnation, la linite qui barre le pylore et fait la stase ne s'accompagnant pas de formation de cet acide .

CHAPITRE VI

Quelques résultats du traitement médical du cancer.

———

S'il fallait une preuve fournie par la thérapeutique à la nature infectieuse de la tumeur épithéliale maligne, on la trouverait dans les succès qu'a donnés contre le cancer, depuis quatre ans, l'administration de la quinine, ce poison des protozoaires. Des améliorations chez l'homme ont été publiées ou observées de différents côtés ; sur l'animal, il faut relever les applications faites de ce médicament à la mélanose équine dont les masses profondes disparaissent et les ulcérations se cicatrisent.

Je ne reproduirai que les photographies de deux femmes dont les cancers étaient extérieurs, visibles ; ensuite, celle d'un homme atteint, non pas d'un cancer épithélial, mais d'une lymphadénie, pour montrer l'action de la quinine sur les masses ganglionnaires.

La première photographie représente une femme atteinte d'ulcération cancéreuse du sein droit (*fig. 24*), qui s'est cicatrisée cinq fois, de 1900 à 1903, avec le traitement quinique *intus et extra*, et qui récidivait dès que le médicament était suspendu.

La deuxième concerne une femme présentant un épithélioma de la nuque qui s'est résorbé de la même façon, en laissant un ulcère plat, aux trois quarts cicatrisé, au bout de trois mois.

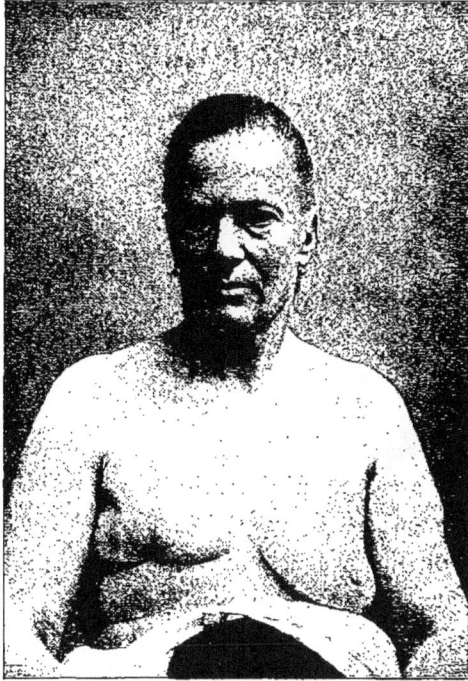

Fig. 21. — Cancer du sein.
Ulcération cicatrisée par la quinine.

Enfin, la dernière montre un individu atteint de lymphadénie, sans leucocythémie, d'abord au début du traitement, puis après trois semaines d'injections souscutanées de bichlorhydrate de quinine et d'absorption par la voie digestive. On peut se rendre compte de la rétrocession en comparant chaque groupe ganglionnaire.

La quinine a encore amené la diminution de tumeurs parotidiennes, utérines, périutérines, et même de néo-

Fig. 25 et 26. -- Cancer de la nuque.

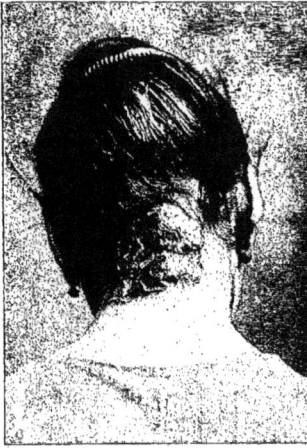

Au début du traitement quinique.   Après trois mois de traitement quinique.

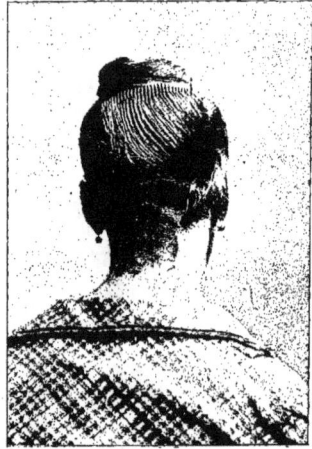

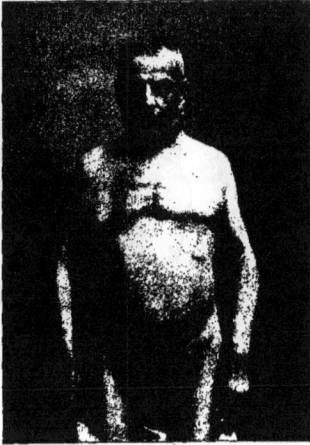

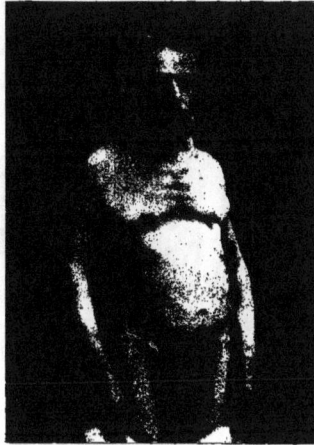

Fig. 27 et 28. — Lymphadénie au début du traitement quinique.

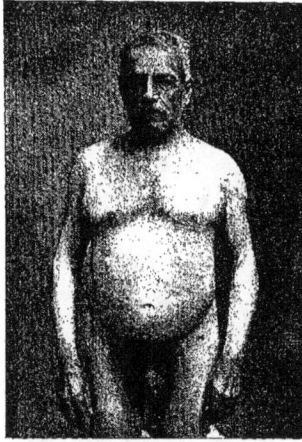

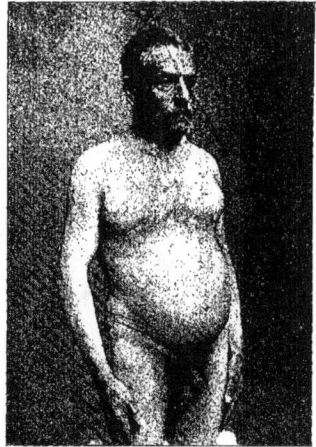

Fig. 29 et 30. — Lymphadénie trois semaines après.

plasmes gastriques et intestinaux. Aussi doit-elle être
administrée jusqu'à ce qu'elle soit détrônée par un médicament plus actif, mais encore inconnu, à titre non
seulement curatif, mais encore préventif.

Car des cancers inopérables ont été amendés, diminués
de volume, des ulcérations cancéreuses se sont cicatrisées,
des récidives ont été retardées ou supprimées ; en un mot,
l'allure générale de la maladie a été singulièrement
modifiée, atténuée, par ce médicament qui paraît bien,
pour ce point spécial, être entré dans la pratique.

Quel en est donc le mode d'action ?

D'abord on ne peut songer à invoquer une action d'ordre
vaso-constricteur : en effet, aux doses employées, la quinine
produit la vaso-dilatation qui amène les vertiges, les
bourdonnements accusés par les malades. De plus, administrée chez les femmes enceintes, à l'occasion d'accidents
graves de malaria concomitante, elle ne produit ni avor-
tement, ni accouchement prématuré, la grossesse continue
(Frederici); aussi, les améliorations observées dans le cancer utérin après l'administration de la quinine, ne sauraient
être mises sur le compte de la contraction des fibres lisses
utérines ; l'ergot, la rue, qui produisent cette excitation
des fibres musculaires, sont d'ailleurs sans effet sur la
tumeur épithéliale et les hémorragies qu'elle provoque.

La quinine agit directement sur l'élément néoformateur,
le protozoaire. De quelle façon ? On a invoqué sa fluorescence. Elle émet des rayons violets et ultra violets
(Bence Jones, King) dans le sang et les humeurs et, par
eux, tue l'hématozoaire de l'impaludisme qui ne vit que
dans la lumière rouge.

Récemment, Morton a voulu, dans le cancer, utiliser
cette propriété de la quinine provocatrice de la fluorescence
des tissus, histofluorescente, en faisant suivre son adminis-

tration d'une séance de rayons X. Il pense pouvoir, ainsi, avec une dose de 1 gr. 294 de quinine, rendre le corps entier fluorescent, et déclare avoir pu impressionner des plaques photographiques par certaines régions de l'organisme rendues lumineuses avec ce procédé. La dose médicamenteuse indiquée par Morton paraît cependant un peu faible étant donnés : 1° la quantité d'eau contenue dans le corps humain ; 2° ce fait que la quinine se combine avec les chlorures de l'organisme et forme avec eux un chlorhydrate de quinine qui ne serait pas fluorescent (Florence).

Il conviendrait en tout cas, d'après ces remarques, de diminuer de l'alimentation non seulement les hydrocarbonés, à cause de l'abondance des matériaux sucrés utilisés dans le cancer, mais aussi les chlorures, qui doivent gêner l'action fluorescente de la quinine.

En dernière analyse le médicament paraît agir, comme le rayon X, sur un élément spécial qui entre dans la constitution de la tumeur et de son parasite : le glycogène et le sucre ; en empêchant leur production d'abord, leur transformation et leur utilisation ensuite (Lépine, nous-même). Ainsi, le protozoaire meurt au voisinage des rayons ultra violets, comme la plante, la plante à qui la lumière et les rayons jaunes sont nécessaires pour la formation de la chlorophylle, l'apparition de l'amidon et l'hydratation de la glycose, productrice des phénomènes de tension (P. Bert). Les protozoaires, s'ils n'ont pas besoin de la lumière solaire pour se développer et croître, paraissent être contrariés par la lumière des rayons violets et ultra violets. Les cancers de la peau sont moins graves que les cancers des muqueuses, peut-être parce qu'ils sont plus influencés par certaines radiations lumineuses naturelles. De fait, les plaies cancéreuses exposées par

nous aux rayons violets, les plaies cancéreuses badigeon-
nées au sulfate de quinine et exposées à la lumière d'un
bec Auër, traversant un verre bleu-violet interposé, couleur augmentant la fluorescence quinique, se dessèchent
avec rapidité, quelques-unes deviennent comme parche-
minées. Aussi nous paraît-il plausible d'admettre par
analogie que la quinine agit grâce à ses rayons X, violets
et ultra violets, semblables à ceux qui s'échappent de
l'ampoule de Crookes, et qui empêchent la transformation par le parasite des hydrocarbonés.

Mais, nous l'avons aussi montré, la quinine empêche
l'action d'un ferment (lequel est vraisemblablement
sécrété par le protozoaire) qui liquéfie, comme la pepsine,
les albuminoïdes, elle gêne ainsi la formation des peptones ; à cette action spéciale doivent être rapportées :
1° la suppression des hémorragies et des sécrétions,
par la possibilité de la coagulation du sang et des albumines ; 2° une part de l'amélioration de l'état général par
la diminution de la production d'albumines liquides et
toxiques.

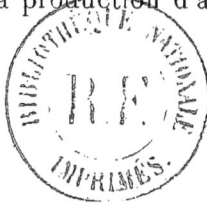

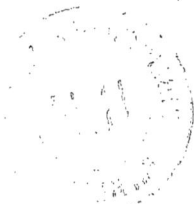

TRAVAUX DE L'AUTEUR SUR LES TUMEURS
ET LEUR TRAITEMENT MÉDICAL

———

Régression médicamenteuse de tumeurs malignes, *Lyon médical*, t. XIV, p. 172, juin 1900.

La quinine dans le cancer, *Province médicale*, juillet 1900, p. 329.

Régression d'un cancer du sein traité par la quinine, *id.*, 1900, p. 339.

Tumeurs malignes améliorées par la quinine, *Lyon médical*, t. XCV, p. 20, 1900.

A propos de l'emploi de la quinine dans le cancer, *id.*, 1901, t. I, p. 291.

Présentation de malades aux sociétés de médecine et des sciences médicales de Lyon, 1902 et 1903.

Un point de l'anatomie pathologique du cancer, *Lyon médical*, 1902, t. II, p. 704.

Le parasite du cancer épithélial, *id.*, 9 août 1903.

Recherches sur l'étiologie des cancers épithéliaux, *id.*, 30 août 1903.

Albuminoïdes et hydrocarbonés dans le cancer épithélial, *id.*, 20 septembre 1903.

Quinine et glycogène, *id.*, 4 octobre 1903.

Voir aussi :

1° *Chirurgie des centres nerveux, des viscères et des membres*, t. I, p. 19 à 32.

2° *Leçons de clinique chirurgicale*, p. 55, 325, 340 (cancer mélanique, ostéosarcome des membres, tumeur à myéloplaxes de l'extrémité inférieure du fémur, etc.).

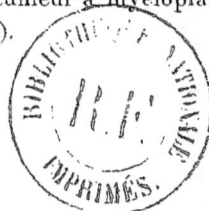

TABLE DES MATIÈRES

LYON

A. STORCK & Cie, IMPRIMEURS-ÉDITEURS

8, Rue de la Méditerranée, 8